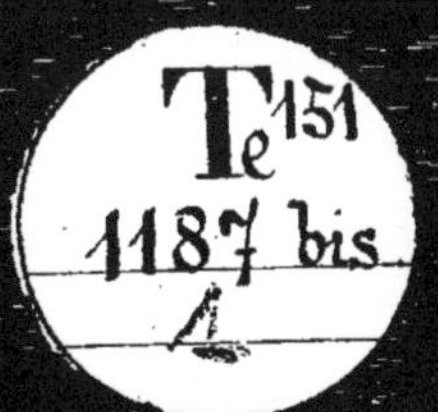

LE

BROMHYDRATE DE QUININE

NEUTRE OU BASIQUE

De M. E. BOILLE,

ANCIEN INTERNE EN MÉDECINE DE L'HOPITAL GÉNÉRAL DE TOURS,

EX-PHARMACIEN INTERNE DES HOPITAUX DE PARIS.

COMPOSITION CHIMIQUE

ET

PRÉPARATION OFFICINALE DU NOUVEAU MÉDICAMENT.

SES APPLICATIONS THÉRAPEUTIQUES

CONTRE LES AFFECTIONS NERVEUSES ET PÉRIODIQUES.

SES AVANTAGES SUR LE SULFATE DE QUININE.

PARIS

IMPRIMERIE MOQUET

11, RUE DES FOSSÉS-SAINT-JACQUES, 11.

1876.

LE BROMHYDRATE DE QUININE

NEUTRE OU BASIQUE

MÉDICAMENT NOUVEAU

PRÉPARÉ PAR M. E. BOILLE, PHARMACIEN

ANCIEN INTERNE DES HOPITAUX DE PARIS.

EXPÉRIENCES CLINIQUES DE CE MÉDICAMENT

PAR M. LE PROFESSEUR GUBLER.

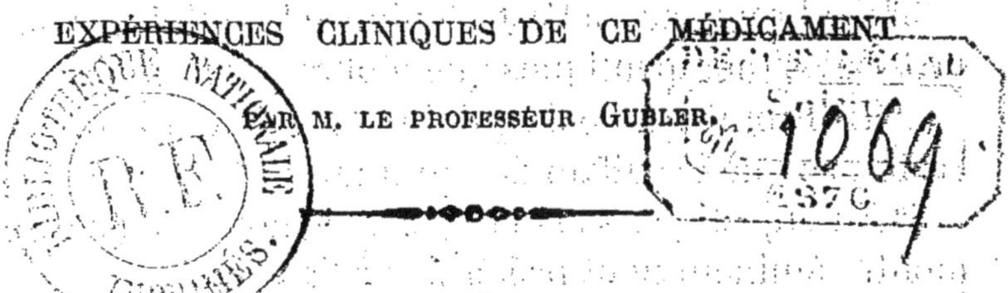

Le Bromhydrate de quinine est un médicament nouveau, dont le nom seul suffit pour désigner d'avance quelle est sa place dans la pharmacopée moderne. Cette Note a pour objet de faire connaître ce médicament sous le triple rapport de sa composition chimique, de sa préparation officinale et de ses propriétés thérapeutiques.

A cet effet, nous n'aurons qu'à reproduire par ordre de date les pièces qui forment déjà les titres du Bromhydrate de quinine devant la science. Il n'est que d'hier, mais les hommes qui l'ont présenté à l'Académie de médecine et ceux qui l'ont expérimenté dans la clinique des hôpitaux, nous fourniront de quoi faire son histoire sans que nous ayons rien à y ajouter.

Il est, croyons-nous, inutile d'avertir que le Bromhydrate de quinine se présente au médecin comme substituant du sulfate de quinine. Aux témoignages des auteurs que nous allons citer, on estimera avec quels avantages marqués le médicament nouveau se compare à l'ancien.

Voici les termes principaux de cette comparaison, que des autorités compétentes viendront justifier après nous :

1° Le Bromhydrate basique de quinine contient plus de quinine que le sulfate.

2° Il est beaucoup plus soluble.

3° Le brome auquel est combinée la quinine a des propriétés thérapeutiques que n'offre pas le soufre.

4° Le Bromhydrate de quinine est mieux toléré par l'estomac que le sulfate de quinine.

5° En injections sous-cutanées, le nouvel agent se montre éminemment préférable à l'ancien.

Cela posé, nous pouvons entrer en matière, c'est-à-dire laisser parler ceux qui n'ont pas craint d'engager la responsabilité de leur nom à mettre en évidence, comme ils l'ont fait, les propriétés curatives du médicament préparé par M. Boille.

HISTORIQUE

En 1872, M. Poggiale, membre de l'Académie de médecine, présentait à ce corps savant un premier produit des recherches de l'auteur ; c'était un bromhydrate acide de quinine, lequel offrait déjà quelques avantages sur celui qu'avait préparé dès 1870 M. Latour, pharmacien principal de l'armée. Mais pour M. Boille, ce n'était là qu'un premier pas fait dans la voie : le bromhydrate acide devait faire place au bromhydrate neutre ou basique. Les recherches furent donc poursuivies avec persévérance; elles aboutirent enfin au but désiré.

En effet, au mois de juillet 1874, M. Wurtz, professeur de chimie et doyen de l'Ecole de médecine, présentait à l'Académie, de la part de M. Boille, le produit réalisé qui fait l'objet de cette Note. Cette présentation fut accompagnée d'un court exposé où l'auteur en donnait la formule chimique et le procédé de préparation. Nous en détachons les lignes ci-après:

« Il y a deux ans, dit M. Boille, j'ai présenté à l'Académie de médecine, un bromhydrate acide de quinine. L'étude de ses propriétés m'a conduit depuis, à la préparation d'un bromhydrate neutre, bien supérieur au sulfate de quinine officinal, tant par sa solubilité dans l'eau que par sa richesse en quinine.

« Le bromhydrate neutre de quinine, préparé par double décomposition du bromure de baryum et du sulfate neutre de quinine, s'obtient facilement pur et exempt de chlorure. La grande solubilité du bromure de baryum dans l'alcool, permet de le séparer du chlorure, qui y est insoluble.

« Pour préparer le bromhydrate de quinine, l'on dissout séparément les deux sels dans l'alcool et on filtre les deux solutions. Le sulfate neutre de quinine, en léger excès, est versé par petites parties dans la solution du bromure de baryum jusqu'à cessation de précipité. Les liqueurs alcooliques étendues d'eau, sont distillées pour séparer l'alcool, filtrées ensuite pour retirer le sulfate de quinine qui aurait été précipité par l'eau, enfin concentrées suffisamment pour obtenir une prompte et abondante cristallisation.

« Le concours de l'eau est indispensable pour la concentration et la cristallisation; le bromhydrate étant soluble dans l'alcool en toute proportion se redissout à mesure que l'on concentre les liqueurs alcooliques.

« Le bromhydrate de quinine neutre s'obtient facilement encore en dissolvant la quinine hydratée dans l'acide bromhydrique faible; par le refroidissement ce sel donne de beaux cristaux nacrés. Redissous plusieurs fois dans l'eau, il cristallise à l'état basique.

« Le Bromhydrate neutre de quinine a pour formule:

$$C^{40}H^{24}Az^{2}O^{4}, HBr, 2HO$$

Expérience.		Théorie.	
Eau	4,80.	Eau.	4,25.
Brome . . .	18,26.	Brome. . .	18,91.
Quinine . .	75,20.	Quinine . .	76,59.

« Le bromhydrate acide a pour formule :

$$C^{40}H^{24}Az^{2}O^{4}, 2(HBr) 6HO.$$

Théorie.		Expérience.	
Eau. . . .	10,00.	Eau. . . .	10,00.
Brome. .	24,62.	Brome. . .	28,84.
Quinine . .	60,00.	Quinine . .	58,60.

« Mon ami, M. Ernest Baudrimont a eu l'obligeance de reprendre ces divers dosages et de les confirmer par de nouvelles expériences.

« La cristallisation à facettes rectangulaires parfaitement déterminées distingue le bromhydrate acide de quinine des chlorhydrates qui cristallisent en fibres soyeuses; le premier ne devient pas résineux en présence d'un excès d'acide bromhydrique et se prépare en dissolvant la quinine dans un excès d'acide bromhydrique; il est soluble dans l'eau et l'alcool.

« La solubilité du bromhydrate neutre de quinine est remarquable; il importe de la comparer à celle des sulfates et autres sels de quinine neutres ou acides. Le bromhydrate neutre correspond au sulfate officinal; il est soluble dans cinq fois son poids d'eau bouillante, tandis que le sulfate, le tannate, l'iodhydrate, le valérianate de quinine, sont très-peu solubles.

« Cette solubilité du sel neutre est une de ces propriétés les plus importantes au point de vue de la thérapeutique; il doit être mieux toléré que le sulfate neutre, plus actif étant plus vite absorbé. Plus soluble, plus riche en quinine que le sulfate acide, il le remplace avantageusement dans les diverses préparations liquides sans produire la moindre irritation des muqueuses.

« En résumé, le bromhydrate neutre de quinine réunit les propriétés du bromure et des sels de quinine; il est le plus soluble des sels de quinine. Sa facile absorption permet de l'administrer à l'intérieur et à l'extérieur; ses propriétés lui donnent une grande supériorité sur toutes les préparations de quinine. »

L'année qui a suivi cette présentation du Bromhydrate de quinine à l'Académie de médecine, ne fut pas perdue pour le médicament. Il suffisait, en effet, de signaler son existence pour que la médecine voulût savoir s'il tiendrait les promesses qu'on pouvait fonder sur ses éléments, le brome et la quinine, qui le composaient.

C'est ici que se placent en première ligne et sans conteste les expériences cliniques auxquelles le Professeur de thérapeutique à la Faculté de médecine de Paris, M. Gubler, soumit le médicament nouveau dans sa propre clinique de l'Hôpital Beaujon.

Nous laisserons la parole à M. Gubler. Voici l'extrait d'un article suivi d'une observation qu'il publiait dans le *Journal de thérapeutique*, *n° du* 10 *juillet* 1875.

NOTE SUR L'EMPLOI THÉRAPEUTIQUE

DE BROMHYDRATE DE QUININE

par M. le professeur GUBLER.

Le *Bromhydrate de Quinine*, connu des chimistes depuis quelques années seulement, n'a pas encore été, de la part des médecins, l'objet d'applications pratiques. Je dois à la libéralité d'un pharmacien très honorable de Paris, M. Boille, auteur d'un excellent procédé de préparation de ce nouvel agent, d'avoir pu faire de nombreux essais thérapeutiques, dont quelques-uns ont donné des résultats dignes d'être signalés.

C'est M. Latour, pharmacien principal de l'armée qui, le premier, a réalisé la combinaison de l'acide bromhydrique avec les deux alcaloïdes organiques, la quinine et la cinchonine. Son procédé consistait à faire agir, par double décomposition, du bromure de potassium sur du sulfate acide de quinine; et le savant chimiste ajoutait : « Ainsi obtenu, ce sel est suffisamment pur pour l'usage médical; il contient encore quelques traces d'acide sulfurique. » Mais on voit plus loin qu'il s'agit de sulfate de potasse et non d'acide sulfurique libre.

La difficulté d'obtenir, par le procédé de M. Latour, un produit pur et exempt de sulfate de potasse engagea M. Boille à substituer au bromure de potassium le bromure de baryum, que sa grande solubilité dans l'alcool rend facile à séparer complétement du chlorure de baryum, tout à fait insoluble, qu'il renferme ordinairement en proportion plus ou moins notable.

M. Boille obtint de la sorte un produit d'une grande pureté, qu'il forma encore directement en dissolvant la quinine hydratée dans l'acide bromhydrique faible.

Dès 1872, M. Poggiale présentait à l'Académie de médecine le bromhydrate acide de quinine obtenu par

M. Boille; mais deux ans après (juillet 1874), M. Wurtz communiquait à la même Compagnie savante le dernier travail de l'auteur sur la préparation, la composition et les propriétés chimiques d'un Bromhydrate neutre ou basique, correspondant au sulfate de quinine officinal, ainsi que sur la composition du bromhydrate acide obtenu d'abord, mais non exactement analysé.

Les analyses de M. Boille, confirmées par celles d'un chimiste habile et autorisé, M. Ernest Baudrimont, assignent au Bromhydrate neutre de quinine la formule :

$C^{40}H^{24}Az^{2}O^{4},HBr,2HO.$

Celle du bromhydrate acide de quinine étant :

$C^{40}H^{24}Az^{2}O^{4},2(HBr),6HO.$

M. Latour, au contraire, admet cette dernière composition pour son bromhydrate qui possède d'ailleurs une réaction acide.

D'après ces formules et les résulats expérimentaux de MM. Boille et Baudrimont, le bromhydrate neutre de quinine ne renferme pas moins de 75 à 76 0[0 d'alcaloïde avec plus de 18 parties de brome et 5 d'eau; tandis que le bromhydrate acide ne représente que 60 0[0 de quinine avec 25 0[0 environ de brome. La proportion de la quinine dans le bromhydrate neutre est donc beaucoup plus considérable que dans son analogue le sulfate de quinine officinal.

Les bromhydrates de quinine qui m'ont été remis par M. Boille étaient parfaitement cristallisés en longs cristaux nacrés, blancs ou nuancés de jaunâtre, à facettes rectangulaires. Leur odeur était nulle, leur saveur fraîche, salée et amère sans âcreté.

La solubilité des combinaisons de la quinine avec l'acide bromhydrique est beaucoup plus grande que celle des sulfates correspondants. Voici à cet égard des renseignements inédits que je dois à l'obligeance de M. Boille :

Comparaison

DU BROMHYDRATE DE QUININE AVEC LE SULFATE

1 *partie de bromhydrate de quinine* (neutre ou basique) est soluble dans 5 p. d'eau bouillante et dans 60 p. d'eau froide; — Dans 5 p. d'alcool à 16° ou 18°; — Dans environ 2 1[2 p. d'alcool à 21°; — Dans 1 p. d'alcool à 40°; — Dans 1[3 p. d'alcool à 85°; — En toutes proportions dans l'alcool absolu; — Dans 10 p. de glycérine ; — Dans 10 p. d'un mélange à parties égales de glycérine et d'eau.	1 *partie de sulfate de quinine* officinal exige pour se dissoudre 30 p. d'eau bouillante, et 788 p. d'eau froide ; 1 *partie de sulfate de quinine ne se dissout que :* — Dans 115 p. d'alcool à 85°; — Dans 60 p. d'alcool absolu; — Dans 36 p. de glycérine.

Chose remarquable, il suffirait donc, d'après M. Boille, d'ajouter 10 p. d'eau froide à la solution saturée de bromhydrate de quinine obtenue par l'eau bouillante (1 p. pour 5), pour l'empêcher de précipiter par le refroidissement. Ce qui revient à dire qu'au moyen d'un léger artifice, il serait possible de rendre stable la solution de 3 p. de bromhydrate de quinine dans 15 p. seulement d'eau froide, au lieu de 60 p. 0[0 reconnues nécessaires lorsqu'on procède autrement.

Ainsi, le bromhydrate de quinine est plus riche en alcaloïde et plus soluble dans les différents menstrues que le sulfate de quinine. Ces deux qualités lui constituent en tout cas une supériorité réelle; mais surtout elles le désignent de préférence, toutes choses égales, pour l'emploi en injections hypodermiques. D'un autre côté, il est permis d'espérer que le nouveau médicament offrira la réunion précieuse des propriétés, en parties synergiques, de la quinine et des préparations bromurées.

Les études cliniques que j'ai entreprises ont eu pour point de départ ces vues inductives, qui avaient en partie guidé les chimistes eux-mêmes dans la recherche de la combinaison du brome avec le principe actif des quinquinas. Mes premiers essais remontent au mois d'octobre 1874. Depuis lors, j'ai eu bien des fois l'occasion de prescrire le bromhydrate de quinine, soit en Ville, soit à l'hôpital Beaujon.

Dans ma clientèle privée, je conseille l'usage des pilules de 0,10 centigrammes, telles qu'elles sont préparées dans l'officine de M. Boille. Dans mon service hospitalier, j'administre simplement le sel emprisonné dans du pain azyme. Les doses quotidiennes, administrées par la bouche, sont ordinairement de 40 centigrammes en deux prises; quelquefois de 60 à 80 centigrammes. Je n'ai presque jamais eu besoin d'atteindre le chiffre de 1 gramme pour obtenir les effets physiologiques et thérapeutiques.

Généralement ces doses de bromhydrate de quinine sont très bien tolérées par l'estomac et causent à peine au premier moment, une sensation de chaleur, légère et fugace.

L'action diffusée, consécutive à l'absorption, se traduit par une double série de symptômes, dont les plus apparents sont des traits détachés de l'histoire du quinisme : je veux parler du mal de tête, des bourdonnement d'oreilles et de la surdité. Ces phénomènes se sont montrés à un faible degrés sous l'influence de deux doses de 20 centigrammes dans la journée. Ils étaient plus caractérisés chez un malade qui en prenait 75 centigrammes par jour.

Néanmoins, une certaine langueur musculaire accompagnée d'une tendance prononcée au sommeil, sans bruissement d'oreilles, rappelait parfois le syndrôme du bromisme, et semblait indiquer de la part du sujet une impressionnabilité plus grande que de coutume vis-à-vis de l'action spéciale de l'acide bromhydrique ou du métalloïde. Mais ces symptômes bromiques ont toujours été peu accentués.

Dans quelques circonstances j'ai aussi introduit, par la voie sous-cutanée, la solution de bromhydrate de quinine au 1/10, dans de l'eau légèrement aiguisée d'alcool. Comme un gramme de cette solution contient un décigramme de substance active, on voit qu'il suffit d'injecter sous la peau deux fois le contenu de la seringue de Pravaz, dont nous nous servons habituellement, pour introduire dans l'organisme l'équivalent de 30 centigrammes de sulfate de quinine ; c'est-à-dire une dose d'alcaloïde considérable, et plus que suffisante, dans beaucoup de cas, pour donner lieu à des effets physiologiques et curatifs.

Je me hâte d'ajouter que, malgré la présence d'une petite proportion d'alcool, cette solution de bromhydrate de quinine s'est montrée inoffensive pour les tissus, et que l'injection n'a laissé à sa suite, ni tubercules indurés et douloureux ; ni, à plus forte raison, aucune de ces lésions inflammatoires plus avancées (abcès furonculeux, eschares), qui succèdent trop souvent encore aux injections hypodermiques de sulfate acide de quinine.

L'innocuité des injections hypodermiques de bromhydrate de quinine ressort du fait suivant, recueilli par mon excellent interne et distingué confrère, M. le Dr Rendu, dont l'observation emprunte son principal intérêt au résultat thérapeutique si remarquable obtenu à l'aide du nouveau médicament de M. Boille.

Observation I. — *Hystérie. — Vomissements incoercibles pendant plusieurs mois, cédant à l'emploi du Bromhydrate de quinine.*

La nommée Louise K..., âgée de 23 ans, est accouchée au nº 7 de la salle Sainte-Marthe, service de M. le professeur Gubler.

L'hystérie s'est manifestée chez elle pour la première fois il y a trois ans, à la suite d'une émotion violente. Elle fut prise alors d'un accès convulsif qui ne se renouvela pas. Cinq mois après, dans une circonstance à peu près analogue, elle eut une nouvelle attaque de nerfs : cette fois, il s'ensuivit une paralysie passagère du bras, évidemment d'origine hystérique.

Elle entra à l'hôpital le 29 novembre, ne pouvant tolérer aucun aliment, même le lait, et se plaignant de dyspepsie douloureuse. On employa successivement, sans modifier aucunement les troubles gastriques, les eaux gazeuses, l'eau de Vals, les opiacés, les préparations de pepsine, les injections sous-cutanées de chlorhydrate de morphine.

Dans la seconde quinzaine de décembre, elle prit une certaine quantité de pilules de valérianate de caféine qui n'amenèrent aucun résultat ; le sulfate de quinine fut également inefficace, ainsi que l'hydrothérapie et le sirop de chloral.

Le 19 janvier, on commença à lui faire le matin une injection sous-cutanée de 16 gouttes d'une solution de Bromhydrate de quinine au 1/10 (représentant à peu près 8 centigrammes de quinine). Les douches froides et les autres prescriptions furent supprimées.

Le lendemain on ne fit point d'injection; les vomissements reparurent.

Le 21 janvier, au lieu d'injecter 16 gouttes sous la peau, on injecta 20 gouttes de solution, soit 1 décigramme de bromhydrate, à la visite du matin. Le déjeuner fut bien digéré; mais la malade vomit son dîner. Cette seconde fois, pas plus qu'après la première injection, il ne se développa la moindre irritation au siége de la piqûre, lequel n'était indiqué que par un point presque imperceptible.

On changea dès lors le mode d'administration du médicament : au lieu d'injections sous-cutanées, on fit prendre à la malade un paquet de 0,25 de bromhydrate de quinine cristallisé (dans du pain azime) avant chacun des deux repas,ce qui faisait pour les 24 heures une dose de 0,50 centigrammes. Après la seconde dose la malade ressentit des bourdonnements d'oreilles. Les vomissements ne se reproduisirent plus ; et voici ce que l'on observa :

Presque immédiatement après l'injestion du médicament, la patiente se sentait légèrement somnolente pendant une heure ou deux environ. On nota également un abaissement peu considérable de la température, 36·8 au lieu de 37°. Aucun changement dans la quantité et dans la qualité des urines.

Le 24 janvier, on suspend toute médication; la malade n'a pas de vomissements, mais le lendemain, ils reparaissent. On lui redonna alors les deux paquets de bromhydrate de quinine; les vomissements ne se reproduisent plus jusqu'au 29.

Malaise et dyspepsie jusqu'au 3 février, à cause de l'arrivée des règles; une attaque de nerfs.

Le 4 février, les règles sont terminées, et l'on reprend le médicament, qui s'accompagne des mêmes effets. Du 4 au 16, on continue le bromhydrate de quinine. Pendant ce temps, la malade digère bien tous les aliments sans avoir un seul vomissement. On redonne les douches froides concurremment. La malade reprend de l'embonpoint et se fortifie sensiblement.

Dans toute la seconde quinzaine du mois de février, la digestion continuant à se faire régulièrement, bien que la malade ne prenne plus de bromhydrate de quinine, elle semble complètement guérie.

Au commencement de mars, sous l'influence de la venue des règles, elle est reprise d'accidents dyspeptiques et se remet à vomir ses aliments. Afin de rendre l'expérience plus concluante, on essaye successivement la glace, les boissons gazeuses, le régime lacté exclusif et partiel, la pepsine; et les vomissements continuent, moins opiniâtres qu'au mois de décembre, mais presque quotidiens pourtant.

Le 20 mars, on recommença à administrer le bromhydrate de quinine. Le premier paquet ne modifie pas l'habitude morbide, et la malade a un vomissement; mais dès le second jour, l'effet se fait sentir et les vomissements cessent complétement jusqu'à la fin du mois.

On continua à lui prescrire le médicament jusqu'au moment de ses règles. Cette période se passe sans amener de troubles dyspeptiques; la médication est alors supprimée. On garde encore la malade à l'hôpital jusqu'au 10 avril : à cette période elle digère bien, ne se plaint plus d'aucune sensibilité épigastrique. Les forces sont revenues, et on peut la considérer comme guérie.

Réflexions de M. Gubler sur cette observation.

Dans ce cas de vomissements incoercibles l'efficacité du Bromhydrate de quinine est incontestable. Cet accident morbide datait de quatre mois et avait résisté à un grand nombre de moyens énergiques, lorsque le nouvel agent thérapeutique intervint et le fit disparaître d'abord momentanément, puis définitivement.

La suspension des vomissements était bien la conséquence de l'action physiologique du remède que le phénomène reparaissait dès qu'on cessait le traitement, et qu'on était sûr de s'en rendre maître en restituant à la malade sa dose habituelle de bromhydrate de quinine.

Dans le numéro suivant de son journal (10 septembre 1874), M. Gubler se demande l'explication de la

manière d'agir du médicament nouveau à titre de composé. Il s'agit pour lui de savoir ce que l'élément brome associé à la quinine produit sur l'organisme, toujours en comparaison du sulfate de quinine.

Recherche sur le mode d'action thérapeutique du Bromhydrate de quinine.

Par M. le professeur GUBLER.

Maintenant il est permis de se demander quel a été, dans le composé d'acide bromhydrique et de quinine, le véritable agent curatif de la névrose stomacale.

Ce n'est pas l'alcaloïde, sans doute, puisque le sulfate de quinine avait été un moment administré sans aucun bénéfice. Est-ce donc au brome seul qu'il faut attribuer la toute-puissance?

A la vérité le bromure de potassium a été employé avec succès par M. le Dr Bondet contre les vomissements des phthisiques, liés à la toux quinteuse, ainsi que contre les vomissements incoercibles de la grossesse par M. le Dr Gimbert. D'un autre côté, Stone (de Boston), suivant les indications du professeur Storer, a prescrit le bromure alcalin comme *moyen préventif des nausées et des vomissements consécutifs à l'anesthésie*. Il se flätte même d'avoir obtenu des résultats presque toujours favorables dans les 30 cas où le remède a été appliqué.

Mais ces précédents n'autorisent pas à conclure en faveur de l'omnipotence du métalloïde dans notre cas particulier, attendu qu'une dose quotidienne de 0,50 centigrammes de bromhydrate de quinine, contenant 0,09 centigrammes de brome, représente une quantité presque insignifiante du métalloïde, eu égard aux doses massives qui ont été nécessaires dans les circonstances rappelées ci-dessus. En effet, M. Gimbert n'a pas administré moins de 5 grammes, quelquefois 8 grammes et même 10 grammes en lavement. Quant au Dr Stone, il n'est pas resté sensiblement au-dessous de ces chiffres, puisque sa dose habituelle était de 4 à 6 grammes par jour.

Nous sommes donc conduit, par voie d'exclusion, à mettre sur le compte de la combinaison ce qu'il nous est impossible d'accorder à l'un ou à l'autre des composants ; et le raisonnement nous fait reconnaître dans le bromhydrate de quinine des propriétés physiologiques et thérapeutiques qui ne sont exactement et intégralement représentées ni par celles du brome, ni par celles de l'alcaloïde, ni même par la superposition ou la résultante de ces deux actions pharmacodynamiques.

A la vérité, cette spécialité d'action du nouveau sel de quinine ne s'est manifestée qu'à l'occasion de ses effets locaux sur la muqueuse gastrique ou, plus généralement, sur le canal digestif ; je n'en ai plus retrouvé la preuve évidente dans d'autres circonstances où le médicament, au lieu de borner ses effets aux premières voies, devait déployer son activité dans le système tout entier après absorption, diffusion circulatoire et intussusception parenchymateuse. C'est un point sur lequel nous reviendrons tout à l'heure.

Le bromhydrate de quinine, si puissant contre des vomissements purement nerveux, s'est montré au contraire peu efficace dans un cas de *dyspepsie irritative* ancienne et à recrudescences, dont l'histoire détaillée est reproduite dans une observation de M. le Dr Rendu.

DEUXIÈME OBSERVATION. — *Dyspepsie irritative, renvois acides et pyrosis, traitée par les poudres absorbantes et le bromhydrate de quinine. (Extrait).*

Il s'agit d'une femme de 34 ans entrée dans le service de M. Gubler et déjà traitée par lui il y a trois ans pour gastralgie, au moyen des vésicatoires, la glace et la diète.

Depuis un mois, retour des mêmes accidents avec aggravation : vomissements aussitôt après les repas ; elle rejette tout ce qu'elle prend et puis douleur brûlante qui persiste. Tout aliment provoque les mêmes phénomènes.

M. Gubler regarde le cas comme un type de *dyspepsie irritative* contre laquelle les absorbants sont préférables (régime lacté, une cuillerée d'eau de chaux dans chaque tasse de lait).

Aucune amélioration ne suit ce traitement. Les injections hypodermiques de morphine n'amènent pas de résultat.

On administre le bromhydrate de quinine en paquets de 10 centigrammes; trois dans la journée. Pas de vomissements, moins de pyrosis et d'aigreurs. On continue le médicament. Pas de vomissements les deux jours suivants.

Le quatrième jour, vomissements le soir; bromhydrate de quinine un gramme, purgatifs salins ; vomissements. Suppression du bromhydrate.

Quinze jours après, on donne 6 gouttes de teinture thébaïque avant le repas; pas de vomissements; hydrothérapie tous les matins.

La médication obtient enfin un bon résultat : force et appétit. Après six semaines de traitement en tout, la malade est revenue à la santé ordinaire et sort de l'hôpital.

RÉFLEXIONS DE M. GUBLER SUR CETTE OBSERVATION.

On ne pouvait raisonnablement espérer de voir une dyspepsie irritative, ancienne et intense, c'est-à-dire une phlogose gastrique, céder à l'emploi d'un simple sédatif vasculaire et nerveux; je n'ai donc pas été surpris de n'obtenir qu'une amélioration momentanée d'un seul symptôme : le vomissement. Loin de là, je m'étonne que l'ingestion du médicament n'ait pas été l'occasion d'une recrudescence inflammatoire du côté de la muqueuse stomacale, dépouillée d'épithélium, rouge, douloureuse et que des actions chimiques un peu fortes devaient exaspérer comme font les acides spontanés lorsqu'ils donnent lieu à la sensation de pyrosis.

Ce fait négatif me paraît propre à démontrer deux choses : premièrement, que le bromhydrate de quinine est relativement inoffensif ; en second lieu, que la nouvelle combinaison jouit d'une grande stabilité et que l'acide bromhydrique ne peut être déplacé ni par les acides gras volatils, ni par les acides lactique et acétique; car si cette décomposition s'était produite dans l'estomac, l'acide bromhydrique libre aurait vraisemblablement déterminé des phénomènes d'irritation topique.

Le bromhydrate de quinine m'a souvent donné de bons résultats dans le traitement de différents états morbides, intermittents, rémittents ou continus, d'un caractère irritatif ou inflammatoire. Il a pleinement réussi contre des *névralgies congestives* périodiques, quotidiennes, vespérales, rappelées ou exaspérées par la chaleur et qui obéissent ordinairement au sulfate de quinine.

Je l'ai trouvé utile dans les formes pseudo-intermittentes des accidents fébriles *à frigore*, et pour abaisser les courbes des paroxysmes dans le cours des fièvres symptomatiques de lésions viscérales, telles que la tuberculose pulmonaire.

Mais j'ai eu surtout à m'en louer dans un grand nombre de cas où il s'est agi d'apaiser des céphalées et des congestions encéphaliques, de modérer des fluxions viscérales ou articulaires diathésiques, d'origine rhumatismale ou goutteuse par exemple, ou bien liées à des désordres anatomiques et fonctionnels du système nerveux.

Ainsi, chez une dame qui touche à la vieillesse, de véritables accès de congestion encéphalique traversés par des raptus soudains accompagnés de titubation et de vertige, sont enrayés par l'emploi du bromhydrate de quinine à la dose de 40 centigrammes par jour.

Chez une autre malade, la même dose, continuée également pendant quatre ou cinq jours, parvient à dissiper une hypérémie cérébrale, d'autant plus menaçante que déjà la substance cérébrale a été atteinte dans sa structure et qu'il en est résulté une légère hémiplégie *gauche* avec un degré notable d'*aphasie*. L'impression du froid humide sur les pieds, l'action de la chaleur sur la tête et l'insolation, un repas trop copieux, une digestion laborieuse, en un mot tout ce qui contribue directement ou indirectement à porter le sang vers la tête, devient l'occasion d'un accroissement du malaise habituel et d'une aggravation des symptômes paralytiques. Alors les extrémités se refroidissent, le visage s'empourpre, la tête s'échauffe et s'endolorit surtout vers la fin du jour, la faiblesse générale augmente, la parole s'embarrasse davantage, la marche est tout à fait chancelante, et le déplacement d'autant plus difficile que les étourdissements répétés ajoutent encore à l'incertitude des mouvements volontaires et enlèvent au sujet toute sécurité.

Or, dans ces conditions, le bromhydrate de quinine apporte toujours un soulagement considérable et fait bientôt cesser les accidents congestifs.

Dans un cas de *névrose ataxique* généralisée, je veux parler d'une ataxie locomotrice, vieille de plusieurs années et pourtant encore exempte de lésions anatomiques, puisque les symptômes sont légers et intermittents, le bromhydrate de quinine m'a rendu les plus grands services pour combattre une céphalée très-pénible, qui revient par accès et se prolonge ordinairement trois, quatre ou cinq jours et même davantage. Quatre pilules de 0,10 centigrammes, par jour, réussissent habituellement à calmer la douleur, et abrégent sensiblement la durée de la période névralgique.

Il me serait facile de multiplier les exemples en faveur de l'efficacité du nouveau sel de quinine, dans la plupart des circonstances où son aîné a déjà donné de bons résultats. Mais j'ai hâte d'aborder le point le plus intéressant de l'histoire du bromhydrate de quinine, à savoir : sa parfaite adaptation au traitement de la fièvre intermittente par la méthode des injections hypodermiques.

En effet, comme je l'ai annoncé au début de ce travail, le brombydrate de quinine, injecté sous la peau à dose suffisante pour produire des effets anti-périodiques, s'est montré localement inoffensif dans tous les cas, sans exception, où j'ai choisi cette voie d'introduction.

Ainsi qu'il a été dit précédemment, je me suis servi d'une solution aqueuse légèrement alcoolisée au dixième; chaque seringuée (la seringue de Luer contenant 1 gramme) représentait par conséquent un décigramme de substance active. Or, j'ai toujours injecté dans la même séance 0,20 centigrammes de bromhydrate de quinine, équivalant, je le répète, à environ 0,30 centigrammes de sulfate de quinine; et pourtant je n'ai jamais vu le moindre accident local succéder à cette petite opération, pas même dans un cas où les deux seringuées de solution avaient été poussées dans le même lieu par l'aiguille canule demeurée en place.

Toutefois, je conseille de ne jamais introduire plus d'un gramme à la fois d'une solution quelconque dans le tissu sous-cutané, et de pousser lentement ou du moins sans brusquerie, afin d'éviter un excès de distension des aréoles cellulaires dans les régions où il manque de la laxité, et chez les sujets dont le tissu connectif, moins souple et moins élastique et aussi moins perméable qu'à l'ordinaire, se prête mal à la diffusion des liquides interstitiels. Dans ce dernier cas, la solution injectée et reserrée momentanément dans une étroite zone de tissu cellulaire forme dans la peau distendue une saillie ovalaire ou ellipsoïde très-dure et assez semblable à un de ces kystes synoviaux connus sous le nom de ganglions; tandis que la tuméfaction est plus large, plus molle, plus aplatie et plus vaguement circonscrite, lorsque le tissu cellulaire est lâche et peu résistant.

Il ne faut donc injecter que le contenu d'une seringue

dans chaque point. Seulement on peut faire successivement deux piqûres dans la même région, à la condition de ne pas les tenir assez rapprochées pour que les deux tumeurs liquides deviennent confluentes et produisent une distension forcée des aréoles du tissu cellulaire.

Malgré sa consistance poisseuse et comme sirupeuse, la solution de bromhydrate de quinine disparaît assez rapidement, entraînée par l'absorption ou par la simple imbibition. Au premier moment elle cause une impression de chaleur, mais la sensation de brûlure légère s'efface rapidement et bientôt le sujet ne ressent plus rien de particulier. Cependant toute irritation locale n'est pas nécessairement éteinte, et l'on voit quelquefois survenir au bout d'une demi-heure un certain degré d'empâtement analogue à celui d'une plaque d'urticaire, lequel se dissipe en quelques heures; en sorte que, le lendemain de l'opération, il ne reste plus d'autre trace de celle-ci que la ponctuation rouge, ou brunâtre quand il existe une petite croûte sanguine, correspondant à la piqûre.

Les choses se sont toujours passées aussi simplement, quelle que fût d'ailleurs la nature du mal : affections apyrétiques ou fièvres hectiques, infectieuses, ictère chronique intense, etc. On peut donc compter sur l'entière tolérance du tissu cellulaire pour la solution saturée de bromhydrate de quinine, injectée à doses relativement massives.

Mais ce serait trop peu que d'avoir démontré l'innocuité du nouvel antipériodique, s'il ne nous était donné de pouvoir fournir les preuves de son efficacité. Malheureusement nous vivons dans un milieu peu favorable à l'étude des fébrifuges, puisque les affections palustres sont étrangères à la nosologie parisienne ; et depuis que je m'occupe du bromhydrate de quinine, je n'ai pas rencontré une seule fois l'occasion de l'appliquer au traitement d'une véritable fièvre d'accès d'origine marématique.

A défaut de fièvres intermittentes franches, j'ai traité par le bromhydrate de quinine des paroxysmes et même des accès fébriles bien caractérisés, dans le cours d'affections pyrétiques, tantôt bénignes, tantôt de nature infectieuse. C'était assurément se placer dans des conditions désavantageuses pour mettre en évidence le pouvoir médicateur du nouvel agent; on verra pourtant tout à l'heure que le remède n'a pas été sans efficacité et que les résultats obtenus permettent d'espérer des succès complets lorsque les circonstances seront plus favorables.

Le bromhydrate de quinine s'est montré impuissant dans un cas d'affection puerpérale grave où, malgré ce médicament administré à la dose de 0,75 centigrammes à 1 gramme et malgré bien d'autres moyens rationnels, les frissons quotidiens, simulant l'infection purulente, se répétèrent pendant deux mois avec complication de congestions pulmonaires et où la guérison fut plutôt l'effet du temps que la conséquence d'une thérapeutique active.

En revanche, le bromhydrate de quinine a donné dans le cas suivant ce qu'on pouvait attendre du sulfate de quinine lui-même.

TROISIÈME OBSERVATION. — *Pleurésie subaiguë, épanchement considérable, thoracentèse, fièvre hectique, dépérissement progressif. (Extrait).*

Femme de 40 ans, entrée le 9 mai 1875 dans le service de M. Gubler après l'opération de thoracentèse avec l'aspiration. Rien d'important à signaler jusqu'au huitième jour, où des frissons violents suivis de chaleurs et sueurs semblent s'établir à mesure que l'épanchement tend à disparaître (sulfate de quinine le soir).

Les règles surviennent et ne suspendent l'accès que pendant deux jours; on supprime le quinine à raison des bourdonnements qu'il produit et on le remplace par 4 grammes d'extrait de quinquina.

Alternatives de mieux et de pire pendant trois semaines ; après ce terme, la fièvre avec frisson reparaît avec plus d'intensité. C'est alors que M. Gubler pratique l'injection sous-cutanée avec le bromhydrate de quinine : 20 centigrammes.

Pas de changement en conséquence. On administre 60 centigr. du même agent à l'intérieur et en injections hypodermiques ; le mouvement fébrile est moindre ; mais il revient plus violent si on suspend un jour cette médication. A 80 centigr. de bromhydrate l'accès est supprimé. La malade éprouve de la somnolence le jour et dort toute la nuit.

Le bromhydrate est remplacé par la solution d'arséniate de soude ; les frissons surviennent suivis de fièvre et de chaleurs. Enfin la malade maigrit et révèle des symptômes d'hecticité. Il est probable que la pleurésie était symptomatique d'une tuberculisation lente.

Contre la dyspnée et la toux : sirop diacode avec 2 centigr. d'extrait de belladone. Soulagement, mais retour de la fièvre, chaleur brûlante.

On reprend le bromhydrate de quinine, 40 centigr. Sédation marquée, moiteur de la peau et sommeil. Mais la maladie principale prend le dessus. La fièvre persiste, l'appétit devient nul. Amaigrissement rapide et grande faiblesse. La malade rentre dans sa famille pour y terminer probablement ses jours.

RÉFLEXIONS DE M. LE PROFESSEUR GUBLER SUR CETTE OBSERVATION.

Ce fait est très-instructif. D'abord, il met hors de doute l'innocuité du bromhydrate de quinine en injections sous-cutanées. Ensuite, il démontre la réalité des effets thérapeutiques du nouveau composé. Enfin, il nous fait voir que son action physiologique, semblable à celle du sulfate de quinine, en diffère cependant sous certains rapports.

Comme le sulfate de quinine, et sans doute par le même mécanisme physiologique, le bromhydrate de la même base tempère la calorification, diminue les combustions, resserre les capillaires sanguins et augmente la tension vasculaire. Comme son congénère, le bromhydrate de quinine est donc capable de modérer ou d'arrêter le mouvement fébrile. Il manifeste également une action élective vers l'appareil acoustique et donne lieu au tintouin caractéristique de l'ivresse quinique ordinaire. Telles sont les analogies offertes par les deux sels de quinine.

Voici maintenant les différences indiquées par l'observation de notre sujet. Cette femme, d'une intelligence au-dessus de la moyenne, et qui mérite toute confiance, nous a déclaré à plusieurs reprises que le sulfate de quinine, dont elle avait auparavant fait l'expérience, produisait, aux doses correspondantes, des désordres beaucoup plus considérables dans les fonctions auditives et déterminait des sensations plus désagréables dans la tête. Elle insistait sur le sentiment de calme et de bien-être que lui apportait chaque injection hypodermique de bromhydrate de quinine, et se félicitait du sommeil paisible et prolongé qu'elle devait aux fortes doses de la nouvelle préparation fébrifuge.

L'action sédative et hypnotique du bromhydrate de quinine a même été si prononcée chez le sujet de cette troisième observation, qu'il est impossible de la mettre sur le compte du métalloïde tout seul. En effet, les 0,80 centigr. administrés dans vingt-quatre heures ne représentaient guère que 9,14 à 15 centigrammes de brome, ce qui est insignifiant eu égard aux doses massives de bromure alcalin nécessaires pour procurer le sommeil. L'hypothèse la plus simple consisterait à doter le bromhydrate de quinine d'une double propriété inhérente à la combinaison de l'hydracide avec la base organique, combinaison qui serait essentiellement somnifère aussi bien que fébrifuge. Mais il serait plus rationnel peut-être d'expliquer les effets profondément sédatifs du nouveau composé, en disant que le calme observé est la résultante de deux actions distinctes, appartenant, l'une au groupe moléculaire électro-négatif, l'autre au groupe électro-positif; la cessation du mouvement fébrile sous l'influence de la quinine constituant une prédisposition très-favorable au repos du système nerveux central, dont la narcose serait facilement amenée ou complétée par l'intervention directe d'un léger stupéfiant, tel qu'une dose minime de brome ou d'acide bromhydrique.

CONCLUSIONS

Nos premières données, relatives à l'emploi thérapeutique de la nouvelle préparation fébrifuge, peuvent se résumer ainsi, dit M. Gubler :

1° Le bromhydrate de quinine, correspondant au sulfate de la même base, est plus soluble et plus riche en alcaloïde que ce dernier.

2° Il possède les propriétés physiologiques des sels de quinine en général, et probablement aussi les vertus thérapeutiques de son congénère officinal.

3° Cependant l'action du bromhydrate semble différer de celle du sulfate de quinine, non-seulement par la modération des symptômes d'ivresse quinique, mais encore par une tendance marquée vers la sédation nerveuse et l'hypnotisme.

4° Cet ensemble de qualités le désigne spécialement dans le traitement des affections congestives et fébriles qui atteignent le système nerveux : névralgies, névrites, névroses irritatives, hyperémies encéphaliques, etc., contre lesquelles il m'a déjà donné d'excellents résultats.

5° Le bromhydrate de quinine a manifesté une puissance remarquable dans un cas de vomissements incoërcibles ; il m'a rendu de nombreux services dans une série de cas morbides ordinairement justiciables du sulfate de quinine : fluxions viscérales ou articulaires, d'origine diathésique ou non, rhumatismales, goutteuses ; fièvres symptomatiques, *à frigore*, etc.

6° Ce nouveau médicament a été donné aux doses de 0,40 centigrammes à 1 gramme par jour, par prises de 0,20 centigrammes, tantôt sous forme pilulaire, tantôt en injections hypodermiques.

7° Porté dans le tissu cellulaire, le bromhydrate de quinine se montre absolument inoffensif.

Dans *aucun cas*, l'injection hypodermique de 0,20 centigrammes de bromhydrate de quinine, équivalant à environ 0,30 centigrammes de sulfate, n'a été suivie du plus léger accident inflammatoire ; et le lendemain on ne trouvait autour de la piqûre ni rougeur ni tuméfaction d'aucune sorte.

8° Cette parfaite innocuité, jointe à une solubilité plus grande, constitue une supériorité incontestable en faveur de la nouvelle combinaison de quinine, et la recommande particulièrement aux préférences du praticien, toutes les fois qu'il y aura indication ou nécessité d'administrer la quinine par la voie hypodermique.

LE BROMHYDRATE DE QUININE CONTRE LES FIÈVRES INTERMITTENTES.

Le vœu qu'exprime M. le professeur Gubler, en terminant ses appréciations, de voir le bromhydrate de quinine faire ses preuves thérapeutiques contre les fièvres palustres, n'a pas tardé à recevoir satisfaction.

En effet, dans le mois suivant, l'honorable médecin de Romorantin, M. le docteur Soulez, adressait à M. Gubler lui-même une série d'observations cliniques faites par lui dans sa clinique, et que le *Journal de thérapeutique* publiait aussitôt comme pour faire suite aux travaux de l'éminent professeur.

Chacun doit partager le désir de connaître l'efficacité du bromhydrate de quinine sur les fièvres intermittentes, au profit desquelles doit particulièrement servir ce nouveau médicament en comparaison curative du sulfate de quinine. Nous n'avons donc rien de mieux à faire que de reproduire le texte de M. Soulez lui-même.

DE L'UTILITÉ DU BROMHYDRATE DE QUININE

DANS LE TRAITEMENT DE LA FIÈVRE INTERMITTENTE

Par le Dr SOULEZ, médecin de l'hôpital de Romorantin.

Le bromhydrate de quinine, nouveau composé découvert par Latour et dont la préparation a subi d'importants perfectionnements de la part de M. Boille, pharmacien distingué de Paris, vient d'être l'objet d'une étude approfondie du savant professeur de thérapeutique. Parmi les avantages que M. Gubler reconnaît à la nouvelle combinaison, nous citerons les suivants :

1° Solubilité plus grande que les autres sels de quinine, et telle que le bromhydrate peut être utilisé en injections hypodermiques.

2° Innocuité complète de ces injections pour le tissu cellulaire qui les reçoit.

3° Atténuation de l'ivresse quinique, résultant de la combinaison du brome avec la quinine.

4° Richesse plus grande en alcaloïde que celle du sulfate de quinine, sel généralement employé en France.

Ces conclusions, fruit de recherches poursuivies pendant deux années, étaient trop importantes pour ne pas fixer l'attention des médecins qui exercent dans les contrées où la fièvre marématеuse est endémique.

En effet, la tolérance du tissu cellulaire pour le bromhydrate, comparée aux accidents que produisent les injections hypodermiques de sulfate de quinine, nous permet de prévoir les avantages que le praticien pourra retirer de ses applications au traitement de quelques formes pernicieuses de la fièvre, la comateuse, par exemple, et l'algide, où les évacuations alvines et les vomissements sont incessants ; formes du reste dans lesquelles l'absorption par les voies digestives est complétement abolie et où le praticien n'a d'autre ressource que l'injection sous-cutanée.

Exerçant dans un pays où règne la fièvre depuis la fin d'avril jusqu'à la mi-novembre, placé à la tête d'un service important, à l'hôpital de Romorantin, qui reçoit les malades indigents de l'arrondissement, il m'était facile de réunir rapidement de nombreux éléments pour l'étude que je voulais entreprendre. J'ajouterai, que, par une heureuse coïncidence, j'avais dans mon service trois malades atteints de fièvre des marais, au moment où parut le numéro du *Journal de thérapeutique*.

Pour les injections, j'ai employé une solution au 1/10e conseillée par M. Gubler, et dont voici la formule :

Bromhydrate neutre de quinine.	1 gramme.
Alcool rectifié	2 gr, 50.
Eau distillée.	7 gr, 50.

Je me suis également servi de pilules contenant 1 décigramme de substance active, et de paquets contenant 0gr,25 centigrammes du médicament.

Première observation. — Pierre Ch... âgé de 58 ans, bucheron entre à l'hôpital le 4 juillet. Il me raconte que le 5 mai, étant occupé à lier des cotrets de sapin, il reçut une averse qui le mouilla jusqu'à la peau. Le lendemain, il eut un accès de fièvre qui débuta par un frisson intense et se termina par une abondante transpiration. Les jours suivants, la fièvre continuant, il prit une dose de sulfate de quinine qui coupa les accès pour une huitaine de jours. La fièvre étant de nouveau survenue, il reprit une nouvelle dose de sulfate de quinine qui la fit encore disparaître momentanément.

Il avait des accès quotidiens depuis quinze jours lorsqu'il se décida à se faire admettre à l'hôpital. L'accès débutait à neuf heures du matin par un léger frisson et continuait jusqu'à six heures du soir. Alors il entrait en transpiration.

Cet homme est très-affaibli ; sa figure présente une teinte jaune qui caractérise la cachexie paludéenne. Ses jambes sont infiltrées jusqu'aux genoux ; l'auscultation permet de percevoir un bruit de souffle doux au premier temps. La palpation abdominale fait constater l'existence d'une tumeur dure qui occupe tout le côté gauche de la cavité abdominale. Cette tumeur, qui est formée par la rate considérablement hypertrophiée, mesure 16 centimètres depuis le rebord costal jusqu'à sa limite inférieure.

La fièvre n'ayant pas été modifiée par son séjour à l'hôpital, nous commençons, le 15 juillet, la médication par le bromhydrate de quinine, donné à la dose de 50 centigrammes, pris au déclin de l'accès.

Le 16, pas d'accès; prescription, 0,50 bromhydrate de quinine.

Le 18, pas d'accès; la médication est suspendue.

Le 26, les accès n'ayant pas reparu, on fait prendre tous les jours au malade une potion contenant deux grammes d'extrait alcoolique de quinquina jaune. Il quitte l'hôpital le 10 août sans avoir eu de retour de fièvre. La rate, à sa sortie, mesurait 7 centimètres comptés à partir de la dernière côte.

Ainsi le malade a pris en trois jours 1gr,50 de bromhydrate de quinine sans que l'estomac ait éprouvé le moindre symptôme d'irritation.

Il n'a, de plus, ressenti aucun des signes de l'ivresse quinique.

Deuxième observation. — Léon Rich...., âgé de 18 ans, domestique à Veilleins, entre le 9 juillet à l'hôpital pour des accès de fièvre tierce, qui ont commencé le 20 juin. Les accès ayant persisté avec le même caractère après son admission à l'hôpital, nous pratiquons, le 16, sur la région externe des deux bras, trois injections avec la seringue de Lüer, contenant 1 gramme de solution ; en tout 30 centigrammes de bromhydrate de quinique sont injectés.

La malade éprouve au moment de la pénétration du liquide une sensation de brûlure fort tolérable.

Le 17, pas d'accès, il se plaint seulement d'éprouver la même chaleur au niveau des piqûres. Du reste, la peau ne présente à ces endroits aucun signe d'inflammation. Il reste ainsi sans nouvel accès jusqu'au 22. Dans la nuit du 22 au 23, il est pris d'un petit frisson, la fièvre revient et se termine par une abondante transpiration qui persistait le 23 au moment de notre visite.

Nous faisons une nouvelle injection de 20 centigrammes en une seule fois. Comme à la première, le malade se plaint de brûlure; du reste, pas d'ivresse quinique. Il prend à partir du 26 du vin de quinquina, et sort le 10 août guéri.

Troisième observation. — Victoire Gau..., âgée de 16 ans, de la commune de Villeherviers, entre à l'hôpital le 14 juillet pour douleurs d'estomac et des côtés, revenant tous les jours à dix heures du matin et 4 heures du soir.

Chaque accès est précédé de pâleur de la face avec sensation de prostration. Puis éclatent subitement, les douleurs qui débutent par le creux épigastrique, s'irradient avec la rapidité de l'éclair au côté gauche du thorax, le long de la colonne vertébrale jusqu'à la naissance du cou, pour s'étendre ensuite à toute la partie latérale droite de la poitrine. Ces douleurs sont continues et lancinantes.

La pression sur les apophyses transverses des vertèbres dorsales augmente la douleur. Pendant toute la durée de la crise, la malade est tourmentée par des nausées, sans vomissement. Le pouls monte à 108·, la température prise au creux axillaire s'élève à 39·. Elle se termine au bout d'une heure par quelques bâillements. L'accès du soir présente des caractères identiques.

Le sulfate de quinine pris pendant trois jours de suite à la dose de 60 centigrammes n'amène aucun soulagement. La malade se plaint seulement d'avoir un bruit de moulin dans les oreilles qui l'incommode, Elle a la tête lourde et de l'incertitude dans la marche.

Le 22, l'ivresse quinique a diminué, mais les crises sont revenues aux mêmes heures, et aussi douloureuses.

Le 23, les effets de la quinine étant passés, nous pratiquons à neuf heures du matin, une heure avant l'accès, sur la partie latérale gauche du thorax, quatre piqûres et nous injectons 0,40 centigr. de bromhydrate de quinine. Même sensation de brûlure au moment de l'injection que le sujet de la deuxième observation.

Le 23 se passe sans crise, la malade n'a ressenti aucun des inconvénients qu'elle avait éprouvés de l'emploi du sulfate de quinine.

Le 24, nouvel accès, mais atténué, à 10 heures du matin. Celui du soir manque.

Le 25, nouvelle injection de 40 centigrammes par deux piqûres. Pas d'accès ce jour-là; pas de réaction inflammatoire au niveau des ouvertures pratiquées par l'aiguille; pas de quinisme.

Le 26, nouvelle injection de 0,30 centigr. de bromhydrate de quinine, qui est parfaitement toléré. Suspension des accidents.

Sortie de l'hôpital le 6 août, elle y rentre le 17 pour accès quotidiens, sans retentissement du côté de l'estomac et des paires nerveuses intercostales, lesquels disparaissent rapidement sous l'influence des injections faites pendant quatre jours de suite, à la dose de 10 centigrammes de bromhydrate.

Nous avons oublié de dire que la rate de la malade, à son entrée, dépassait les côtes de 5 centimètres, et s'élevait jusqu'au 7e espace intercostal, en tout 12 centimètres. Cette jeune malade a été maintenue en observation jusqu'au 28 septembre : les accès n'ont pas reparu, mais la rate conserve son volume anormal.

RÉFLEXIONS DE M. SOULEZ.

Le caractère palustre de ces trois cas de fièvre intermittente nous paraît d'abord évident et en dehors de toute contestation; et l'on est forcé de reconnaître que le bromhydrate de quinine, pour les deux premiers, a été au moins l'égal du sulfate de même base.

La 3e observation est plus intéressante. Elle représente un type très-fréquent dans nos contrées de ces manifestations de la fièvre intermittente, décrites sous le nom de fièvre larvée. Dans l'espace de 48 heures, la fille G... a absorbé 1 gr. 80 centigrammes de sulfate de quinine. Les effets physiologiques ont été remarquables par leur intensité, et malgré cela, les accès n'ont été ni enrayés ni même retardés.

40 centigrammes de bromhydrate de quinine ont suffi pour éloigner les accès; et leur disparition a été complète après de nouvelles injections correspondant à 70 centigr. de ce dernier sel, en tout 1 gr. 10 centigr.

Nous ferons remarquer qu'il a suffi que l'injection fût pratiquée une heure avant la crise, pour empêcher son apparition. Or, il est d'observation journalière, pour nos confrères de ces régions à fièvre, que la quinine donnée pendant l'accès ou peu avant, loin de l'enrayer, ne fait qu'en augmenter la durée et l'intensité.

Le bromhydrate de quinine, lui, agit très-bien à petite distance de l'accès. Ce fait, s'il venait à être confirmé par les expériences ultérieures, serait des plus importants, puisqu'il nous permettrait de juguler à bref délai l'accès à venir. Mais il acquerrait une importance capitale dans le traitement de la forme pernicieuse, où les minutes sont précieuses.

Notons enfin la tolérance de l'estomac et du tissu cellulaire pour le composé que nous étudions; l'atténuation, la non-apparition des phénomènes si désagréables de l'ivresse quinique; résultats importants déjà signalés par le professeur Gubler.

DEUXIÈME SÉRIE D'EXPÉRIENCES CLINIQUES, PAR M. SOULEZ.

La première partie de ce travail a démontré que le bromhydrate de quinine jouissait des mêmes propriétés fébrifuges que les autres sels de quinine. Nous avons aussi laissé entrevoir qu'il était supérieur au sulfate. C'est ce qu'il nous reste à démontrer.

QUATRIÈME OBSERVATION. — M. V..., 66 ans. fièvre intermittente à la suite d'une chasse aux marais, vers la fin d'août.

Accès quotidien le soir avec grandes douleurs gastriques et constriction du pharynx, sans frisson cependant.

Le sulfate de quinine, trois jours de suite à 60 centigr. est donné sans amélioration, mais avec les vertiges et bourdonnements.

2 septembre. Injections de 40 centigr. de Bromhydrate. La fièvre est coupée. Le 7, retour de la fièvre. Injections cinq fois de suite du contenu de la seringue de Mathieu par la même piqûre de la solution, soit en tout 30 centigr. de sel.

Le lendemain, la piqûre est enflée, douloureuse; une lymphangite légère se manifeste, sans s'étendre aux ganglions voisins. Ces accidents se terminent le 10 et le 11 septembre ; la fièvre est guérie.

Cette légère lymphangite a été évidemment le résultat de l'injection d'une trop forte dose de bromhydrate par une seule ouverture. Ici, l'imprudence du médecin est en cause; peut-être aussi l'âge avancé du malade.

Cette leçon nous a rendu plus prudent : depuis nous préférons multiplier le nombre des piqûres. Quoi qu'il en soit, la fièvre a disparu à la dernière injection, et avec elle tous les phénomènes nerveux.

CINQUIÈME OBSERVATION. — M. Bac., 32 ans, maison sur un des quais de la Sauldre. Dans son habitation voisine de cette rivière, il est pris de névralgie faciale avec fièvre intermittente, qui cède à force de sulfate de quinine, mais qui revient peu après. Ce que voyant, le Bromhydrate est ordonné dès le matin en pillules à la dose de 1 gr. par jour.

L'accès apparaît le soir à 7 heures et ne dure pas. A 9 heures, le malade s'endormait sans fièvre ni souffrances de nerfs.

Le lendemain 50 centigr. de bromhydrate et ainsi en diminuant. La fièvre n'est pas revenue. Le médicament a été parfaitement toléré; pas de vertige ; le bien s'est soutenu.

J'ai relaté ces trois dernières observations pour bien

montrer la supériorité du bromhydrate de quinine sur le sulfate de même base. Mais ce serait un travail fort ennuyeux et parfaitement inutile, que de mentionner toutes les observations de malades qui ont été traités par le nouveau fébrifuge. Qu'il me suffise de dire que le Bromhydrate de quinine s'est maintenu à la hauteur des espérances que nos premières expérimentations nous avaient permis de concevoir.

M. le docteur Soulez termine son étude comparative des deux sels de quinine par des considérations relatives à l'accès et sur l'heure à laquelle doit être administré l'anti-périodique.

De l'expérience des meilleurs auteurs, le sulfate de quinine agit moins bien quand il est pris peu de temps avant l'accès. Le Bromhydrate de quinine au contraire, d'après les observations de M. Soulez, produit son action plus efficace lorsque, comme dans les derniers cas relatés, lorsqu'on l'administre, à l'intérieur ou par injections hypodermiques, peu d'instants avant l'accès. Une heure avant est le terme qu'il fixe.

Sixième observation. — Marie Cr., 41 ans a contracté sa fièvre à la pêche des sangsues dans un étang. C'est en septembre.

Deux accès par jour à 3 heures d'intervalle.

Le sulfate de quinine a déjà été donné, mais sans résultat durable.

Un gramme de bromhydrate de quinine en une seule dose a suffi pour couper la fièvre et empêché le retour des accès. Pas de dérangement gastrique, pas de troubles nerveux pendant l'usage.

Septième, huitième et neuvième observations. Mêmes résultats comparatifs en faveur du nouveau médicament.

RÉFLEXIONS DE M. LE DOCTEUR SOULEZ.

Toutes ces observations sont remarquables, le cas de la dernière surtout. La fixité de l'heure avec laquelle s'étaient produits les accès antérieurs nous force d'attribuer au bromhydrate seul leur guérison.

Nous donnerons encore, pour justifier l'action si puissante de la nouvelle combinaison quinique, un dernier exemple des plus intéressants. Il s'agit d'un malade qui, traité antérieurement par ce sel, était resté indemne d'une nouvelle attaque pendant 23 jours.

DIXIÈME OBSERVATION. — M. F..., 22 ans. Accès violent et complet durant de 6 heures du soir à 9 heures du matin. Au milieu des accès la température monte à 40°6.

Ingestion d'un gramme de solution de bromhydrate de quinine, une demi-heure avant l'accès.

A 6 heures, apparition du frisson, la température ne s'élève qu'à 38. Trois heures après, sommeil. Enfin guérison.

Ce fait n'a pas besoin de commentaires, dit en terminant M. Soulez; nous pouvions espérer conjurer la fièvre, mais nous ne nous attendions qu'à moitié à un pareil résultat.

Voulant faire connaître aux médecins le bromhydrate de quinine de M. Boille comme médicament nouveau, nous croyons que notre tâche doit se borner ici à l'exposé des titres que lui ont faits les hommes dont on ne contestera pas la compétence dans l'espèce.

M. Poggiale et M. Wurtz l'ont signalé dès son origine à l'Académie comme le produit d'une heureuse préparation. M. Gubler et M. Soulez l'ont mis à l'épreuve de la Clinique contre les affections nerveuses et les fièvres intermittentes. Nous avons reproduit leurs appréciations.

Le témoignage de ces hommes autorisés fera le reste pour la pratique. Il y a tout lieu d'attendre avec confiance que l'expérience comparative mette tous les jours en plus grande évidence les avantages du Bromhydrate de quinine sur le sulfate, dans les cas spéciaux réservés à l'action curative de ces deux médicaments.

Prais. Imprimerie MOQUET, 11, rue des Fossés Saint-Jacques 11.

www.ingramcontent.com/pod-product-compliance
Ingram Content Group UK Ltd.
Pitfield, Milton Keynes, MK11 3LW, UK
UKHW020220200726
13856UKWH00004B/1516